# CONSEILS
# AUX FUMEURS
## SUR LA CONSERVATION DE LEURS DENTS.

**DU MÊME AUTEUR :**

HYGIÈNE DE LA BOUCHE, ou *Traité des soins qu'exigent l'entretien de la* Bouche *et la conservation des* Dents ;

**Troisième édition, corrigée et augmentée.**

PRIX : 3 FR.

CHEZ BÉCHET JEUNE,
PLACE DE L'ÉCOLE DE MÉDECINE, N° 4.

M. Taveau reçoit, pour opérations et consultations, de 8 heures du matin à 5 heures du soir, quai de l'Ecole, n° 12.

TYPOGRAPHIE DE J. PINARD, IMPRIMEUR DU ROI,
RUE D'ANJOU-DAUPHINE, N° 8.

# CONSEILS

AUX

# FUMEURS

SUR LA CONSERVATION

## DE LEURS DENTS,

SUIVIS

**DE L'EXPOSÉ DE PLUSIEURS EXPÉRIENCES**

PROPRES A CONSTATER L'EFFICACITÉ

## DU CHLORURE DE CHAUX

**DANS LA DÉSINFECTION**

DE L'HALEINE, QUELLE QUE SOIT LA CAUSE DE SA FÉTIDITÉ.

Deuxième Édition,

CORRIGÉE ET AUGMENTÉE DE QUELQUES FRAGMENS

D'HYGIÈNE DE LA BOUCHE,

**PAR O^RE TAVEAU,**

CHIRURGIEN-DENTISTE,

QUAI DE L'ÉCOLE, N^O 12.



PARIS,

HAUTECOEUR MARTINET, LIBRAIRE,

RUE DU COQ SAINT-HONORÉ, N^O 13.

ET CHEZ LES PRINCIPAUX LIBRAIRES.

1829.

# PRÉFACE.

L'ACCUEIL favorable que le public a daigné faire à la première édition de cet ouvrage, la rapidité avec laquelle elle s'est écoulée, les éloges que lui ont prodigués les journaux français et étrangers, ont été des motifs d'encouragement suffisans pour m'engager à donner à cette seconde édition tout le soin possible. Aussi ai-je fait tous mes efforts pour que rien d'important ne fût oublié dans ce travail, que je puis donner comme entièrement nouveau, par le développement et les additions qu'il a subis. Et, malgré sa *spécia-*

*lité*, j'ai cru devoir y ajouter quelques fragmens d'hygiène de la bouche, pour qu'il devînt utile même aux personnes qui ne font point usage du tabac à fumer. Si le but que je me suis proposé est rempli, je me flatterai d'avoir été utile.

# INTRODUCTION.

Si la rapidité avec laquelle une chose se répand, et l'attrait qu'elle offre aux personnes qui ont contracté l'habitude de s'en servir, étaient la mesure certaine de son utilité, le tabac serait assurément d'une nécessité incontestable. A peine connu en Europe il y a moins d'un siècle, il est aujourd'hui tellement en usage dans tous les rangs de la société, qu'il est devenu une mine précieuse, une source abondante de richesse pour la plupart des gouvernemens, toujours habiles à spéculer sur les habitudes des hommes, et sur le besoin qu'éprouvent les uns de se créer des jouissances nouvelles, les autres de subir le joug de l'imitation. Plusieurs souverains essayèrent en vain, par les mesures les plus rigoureuses, de bannir de leurs États le nouvel usage du tabac qui s'y introduisait ; les lois les plus sévères n'ont pas plus atteint le but qu'ils s'étaient proposé que, les impôts énormes que d'autres gouvernemens firent prélever et font encore percevoir sur cette substance. La rigueur des lois, les déclamations des philosophes, les sentences des moralistes, et les conseils des médecins, loin d'empêcher sa propagation, n'ont probablement servi, comme toutes les défenses qui s'opposent à nos goûts, qu'à en rendre l'usage d'autant plus fréquent qu'il était plus sévèrement défendu.

En voyant de toutes parts les hommes user du tabac, sous l'influence de tous les climats, dans tous les degrés de la civilisation, dans toutes les conditions de la vie sociale, dans les palais comme dans les chaumières, sous la tente aussi bien que sur le tillac; en considérant qu'il est partout recherché, qu'en tous lieux on est avide de la sensation qu'il produit, que sa privation enfin cause une gêne, très souvent même un véritable tourment difficile à supporter pour ceux qui en ont contracté l'habitude, les moralistes et les médecins, au lieu de charger des plus sinistres couleurs le tableau des inconvéniens attachés à son usage, n'auraient-ils donc pas agi plus sagement en recherchant les moyens de rendre son emploi le moins dangereux possible? Une austère philosophie n'eût même point réprouvé cette tolérance; car non seulement l'observation journalière répondait victorieusement aux assertions exagérées des antagonistes du tabac, et faisait retomber sur eux-mêmes le ridicule de l'anathème exclusif qu'ils avaient lancé contre lui, mais encore il eût été possible de puiser dans la nature particulière de l'homme des raisonnemens qui militent en sa faveur; de prouver en un mot que ses inconvéniens sont compensés par des avantages réels.

L'homme en effet n'est-il pas sans cesse, en vertu de son organisation, tourmenté du besoin de sentir, obsédé du désir d'éprouver quelques sensations nouvelles? Qu'il vive dans l'état le plus voisin de la nature ou dans le plus haut point de la civilisation, il est plus souvent en butte à la peine, que favorisé par la fortune; presque toujours il a à gémir, soit sur les fléaux que la nature lui envoie, soit sur les tristes effets de ses passions, de ses erreurs, ou de ses préjugés. Or, le tabac, exerçant sur nos organes une impression vive et forte, susceptible d'être renouvelée fréquemment et surtout à volonté, il n'est point étonnant qu'on se soit d'autant plus vite abandonné à l'habitude de la stimulation qu'il produit, qu'on y a trouvé à la fois la possibilité de répondre à ce besoin impérieux de sentir qui caractérise la nature humaine, et l'avantage d'être pour un instant distrait des sensations pénibles et douloureuses qui assiégent sans cesse notre espèce.

Le sentiment d'âcreté et de picotement qu'exerce le tabac, qu'il soit *prisé*, *fumé* ou *mâché*, réveille cette sorte d'engourdissement, d'apathie à laquelle chaque individu est si souvent enclin, et remonte (momentanément) les idées, ou du moins les distrait pour quelques instans de leur cours ordinaire. Qui ne sait qu'avec un peu de tabac, le sauvage endure plus courageusement la faim, la soif, et brave toutes les vicissitudes atmosphériques? Et, parmi nous, ne voyons-nous pas à chaque instant que non seulement son secours est invoqué contre la tristesse et l'ennui, mais encore qu'il soulage quelquefois les tourmens de l'ambition déçue, et concourt dans certains cas à consoler le malheureux, victime de l'injustice des hommes ou frappé par la rigueur de nos lois?

Qu'on ne croie pas cependant qu'en cherchant à prouver que le tabac a quelques avantages qui peuvent compenser une grande partie de ses inconvéniens, je m'érige ici en apologiste de cette substance, et que je cherche à augmenter le nombre des personnes qui se soumettent à son usage. Etranger à toute idée de prosélytisme, je n'ai eu d'autre but que d'expliquer quelques uns des motifs à l'aide desquels le tabac s'est répandu si promptement dans toute l'Europe, et de rappeler aux hommes qui prétendent vouer leur plume au bonheur de leurs semblables, cette vérité trop souvent méconnue et pourtant incontestable, que de l'état de civilisation dont nous jouissons il est difficile, pour ne pas dire impossible, de séparer quelques abus qui sont également de son essence. L'usage du tabac est, à mon avis, un de ces abus; laissons au temps seul le soin de le proscrire, et, en attendant la décision de ce juge suprême, cherchons, s'il est possible, à rendre cet usage compatible avec la santé.

Telle est la tâche que je me suis imposée en publiant cet opuscule. Forcé, par la nature de mon ministère, à me renfermer plus spécialement dans l'exposé de l'action nuisible que l'emploi inconsidéré du tabac peut exercer sur les différentes parties de la bouche, et particulièrement sur les dents, et dans la détermination des moyens propres à neutraliser cette action, je m'adresse exclusivement aux fumeurs. Puissent-ils ne pas dédaigner mes conseils, et tous ceux qui les auront suivis pourront jouir de l'inappréciable avantage de se livrer à leur habitude chérie, et de conserver leurs dents belles et bonnes jusqu'à une extrême vieillesse.

Je ne crois pas me faire illusion sur l'efficacité des moyens que je propose;

il n'en est aucun que je n'aie sanctionné par la plus minutieuse expérience et les renseignemens les plus exacts ; et s'il n'était déplacé qu'un auteur rappelât lui-même les titres qu'il peut avoir à la confiance publique, je me permettrais de dire que l'accueil favorable qu'a reçu mon traité de l'*Hygiène de la bouche* est une garantie, sinon de la justesse de mes opinions, du moins de la droiture de mes vues.

Donner aux personnes qui ont l'habitude de fumer, les moyens de se soustraire à tant de douloureuses opérations auxquelles l'imprévoyance ou l'oubli de quelques soins les condamne si souvent, n'est certainement pas rechercher l'approbation de tous les dentistes, mais mon principal but n'a pas été d'écrire pour eux. J'ai pensé qu'il y avait deux moyens de se rendre utile dans la carrière des sciences ou des arts : l'un de favoriser leurs progrès par de nouvelles découvertes, l'autre de faire de ce qui est connu une doctrine, et de mettre tout le monde à même d'en profiter. C'est le second de ces deux moyens que j'ai adopté jusqu'à présent. Sans doute il jette moins d'éclat; mais il donne l'avantage que quelques hommes savent encore apprécier, celui de faire le bien d'une manière plus générale et plus prompte. *Je tiens plus à conserver qu'à détruire*, telle est ma devise; puissé-je être toujours fidèle à cette pensée, et m'acquitter de la tâche qu'elle m'impose, et je croirai avoir plus fait pour mon art, que celui qui aurait enrichi son arsenal de quelque instrument nouveau.

# CONSEILS
# AUX FUMEURS
SUR
# LA CONSERVATION DE LEURS DENTS.

## CHAPITRE PREMIER.

*Du tabac considéré sous le rapport de sa nature et de ses effets.*

### § I^er^.

ORIGINAIRE des Indes occidentales, où il fut découvert au commencement du seizième siècle, le tabac fut connu et employé presque au même instant dans les différentes parties de l'Europe. Les

Espagnols, qui, les premiers, le connurent à Tabasgo ou Tabago, une des Antilles, dans la Floride, en firent le don à leur patrie en 1520. Ce ne fut que quarante ans plus tard, c'est-à-dire en 1560, que Jean Nicot, fils d'un notaire de Nîmes, seigneur de Villemain, secrétaire de François II, alors en ambassade à Lisbonne, l'apporta de Portugal en France. Quelques années auparavant, François Drack, capitaine anglais, le même qui fit la conquête de la Virginie, l'avait fait connaître dans son pays. L'Italie fut le dernier des Etats de l'Europe à le recevoir, car il n'y fut introduit que sur la fin du seizième siècle, par les cardinaux de Sainte-croix et Ternabon, l'un nonce en portugal, l'autre légat en France; il n'y fut même mis en usage qu'en 1610, par l'exemple qu'en donna le cardinal Crescentius, qui en avait contracté l'habitude en Angleterre.

Quoi qu'il en soit de la découverte du tabac et des différentes époques auxquelles son usage se répandit dans les diverses parties de l'Europe, il est certain que si en France on commença à en prendre par le nez du temps de Catherine de Médicis, qui le fit conseiller à son fils Charles IX, pour les maux de tête auxquels il était sujet, ce ne fut cependant que sous le règne de Louis XIII, qu'on commença à l'employer en fumée. Jaloux en tout temps du mérite d'une difficulté vaincue, les Français connurent à peine cette nouvelle manière d'user du tabac, qu'ils en firent bientôt l'objet d'une véritable mode; à ce goût passager du jour, que rien d'abord ne semblait justifier suffisamment, succéda un usage inconsidéré, et un besoin factice ne tarda pas à s'établir à la suite de l'abus.

Mais une particularité fort singulière, et qui prouve assez toute la force de l'ascendant qu'exerça de suite l'habitude de fumer du tabac aussitôt qu'elle fut connue, c'est qu'on commença en France à distribuer du tabac aux troupes, précisément sous le règne de Louis XIV, dont le premier médecin était Fagon, homme d'un mérite éminent, mais qui ne laissa échapper aucune occasion de déclamer contre le tabac, et d'effrayer les personnes qui en faisaient usage. Une chose justifie, il est vrai, ce contraste choquant entre les conseils du premier médecin de son époque et la conduite du gouvernement, c'est que la France, sous Louis XIV, se trouva presque toujours dans les circonstances où l'expérience prouva de suite que l'habitude de fumer pouvait être utile, et qui autorisaient, par conséquent, une sorte d'exception aux vues générales sur lesquelles les adversaires du tabac établissaient leurs raisonnemens. La France, en effet, à cette époque, avait une marine imposante, et faisait la guerre dans des pays humides et marécageux. Aussi, si d'un côté Jean Bart crut ne pas même devoir abandonner sa pipe pour se présenter à la cour, d'un autre côté l'intendant des finances, Louvois, pendant la conquête de la Hollande, apporta plus de soin à approvisionner les troupes de tabac à fumer que de vivres. Telle fut même la force de l'exemple, qu'il fut alors un moment du bon ton de ne se montrer que le nez noirci de tabac et la bouche remplie de fumée.

Sous le règne suivant, nos mœurs se colorèrent d'une teinte de galanterie affectée, d'une sorte de recherche qui modéra un peu l'abus du tabac à fumer; mais comme c'est toujours la guerre qui en ressuscite et en propage l'habitude, cette modération ne fut que momentanée. Sur la fin du siècle dernier, en effet, la France fut en guerre avec l'Allemagne, ce pays classique de l'art de fumer, et le petit nombre de soldats qui n'avaient pas encore contracté l'habitude du tabac mirent à peine le pied sur cette terre humide, qu'ils suivirent l'exemple général. Les choses arrivèrent bientôt à ce point, que pendant les quinze premières années de ce siècle on ne comptait pas trente hommes par régiment qui ne regardassent une pipe comme partie intégrante de l'équipement d'un soldat, et qui, dans le moment même des plus grandes fatigues, n'attachassent plus de prix à une once de tabac qu'à une livre de pain. Il y eut aussi alors cette différence avec le siècle précédent, que l'habitude de fumer ne fut pas le partage exclusif des simples soldats ; la fortune et la naissance, autrefois conditions essentielles d'avancement, n'en étaient plus alors que les moyens accessoires : le principal était la bravoure. Aussi la plupart des officiers, ayant été soldats, conservaient, dans les postes même les plus élevés de l'armée, une habitude qu'ils avaient contractée en entrant dans la carrière des armes.

Aujourd'hui, quoique la cause ait cessé, l'effet subsiste ; car on compte presque autant de fumeurs en France qu'à l'époque où l'effectif de notre armée était de huit cent mille hommes. La raison en est toute simple : la plupart des soldats, en quittant leurs drapeaux, passèrent tout à coup de la vie tumultueuse et agitée des camps à la vie paisible et compassée de la condition civile, dans laquelle l'habitude de fumer leur offrit, d'une part, les moyens d'adoucir les peines d'un état insolite, d'une autre part, l'occasion de savourer des idées dont la vue seule de la pipe rappelait le souvenir.

Ensuite, le petit nombre de ceux que de nouvelles habitudes forcèrent à renoncer à l'usage de fumer fut en partie compensé par cette foule de jeunes gens qui, élevés dans des habitudes qui se revêtaient à chaque instant de formes militaires, et forcés tout à coup de renoncer à un état qui offre naturellement tant de charme à des ames ardentes, cherchèrent du moins à prendre, à leur entrée dans le monde, quelque attitude qui simulât la fréquentation des camps. D'après un calcul approximatif, il se fume en France aujourd'hui environ vingt millions pesant de tabac chaque année ; le gouvernement retire à peu près, tous frais prélevés, quinze millions de bénéfice sur le tabac à fumer seulement.

Faire ici l'histoire naturelle du tabac, décrire toutes les préparations que subit cette plante, discuter ses avantages ou ses dangers pour la santé, serait une chose tout au moins superflue, et qui, si elle nous donnait quelque apparence de savoir et d'érudition, nous éloignerait évidemment du but que nous devons chercher à atteindre. Il doit donc nous suffire de rappeler que la France est sans contredit le pays où l'on fume le tabac de la qualité la plus inférieure, car celui qui est livré au commerce vient en grande partie de la Flandre, de la Hollande, de la Louisiane, de l'Alsace, du Palatinat, de la Pologne, enfin de la France (1). L'Allemagne sans doute n'est guère mieux partagée en général à cet égard, mais les classes riches s'y procurent plus aisément qu'en France les tabacs du Brésil, du Mexique, du nord de l'Amérique, qui sont les plus recherchés.

Une autre raison fait encore qu'en France le tabac du commerce est d'une qualité très inférieure, c'est le prix énorme auquel le gouvernement tient cette substance, devenue aujourd'hui de première nécessité. Les débitans alors, encouragés par l'appât du gain, mélangent avec le tabac de la régie quelques feuilles desséchées qu'ils arrosent d'une dissolution de sel marin, pour le rendre plus pénétrant ou plus mordant, en même temps que pour

(1) La culture du tabac était autrefois établie en France; par exemple, près du Pont-de-l'Arche en Normandie; à Verton en Picardie; à Montauban, à Tonneins et à Clérac dans la Guienne. Mais, aujourd'hui, peu de départemens ont conservé le droit de le cultiver.

augmenter sa pesanteur. Quelques uns même, pour arriver au même but, exposent le tabac aux émanations des fosses d'aisances, ou l'humectent avec de l'eau de chaux ou de sel ammoniac : sophistications qui sont certainement très propres à diminuer ses qualités, et qui tournent tout à la fois au détriment du fisc et à celui du consommateur.

## § II.

Si, des causes qui ont propagé et qui entretiennent aujourd'hui l'habitude de fumer du tabac, nous passons aux effets que produit cette substance, nous ne pouvons nous défendre d'un sentiment de surprise, en opposant la rapidité avec laquelle l'usage de fumer s'est répandu, et la première impression que produit la fumée de tabac introduite dans la bouche. Tout est dégoût d'abord là où bientôt il n'y aura que plaisir. Interrogeons les fumeurs ; tous ceux qui seraient inaccessibles aux préjugés et dans le cas d'analyser la nature de leurs sensations, avoueront sans doute que le plaisir de fumer est, si je puis me servir de cette locution, un plaisir négatif, c'est-à-dire un plaisir qui naît moins de la sensation reçue en elle-même, que de la peine qu'on éprouve à se soustraire à une habitude qui a coûté quelque courage. Je ne prétends pas, par cet aveu, détourner les fumeurs de leur pipe : mes efforts à cet égard seraient aussi déplacés qu'inutiles ; je veux seulement rendre ici un hommage à la vérité, et établir, comme un point incontestable, que l'envie de surmonter une difficulté, souvent même un dégoût, a eu plus de part dans la première détermination des fumeurs, que la recherche d'un plaisir réel ; que l'amour-propre, en un mot, a été le plus puissant mobile. Mais revenons au fait, et quittons le rôle de moraliste pour conserver l'attitude du simple narrateur.

L'action de fumer consiste à faire arriver dans la bouche, par un mouvement d'aspiration ou de succion, la fumée épaisse que produit une combustion lente du tabac. Pendant cette combustion, qui est, comme on ne saurait le nier, une véritable distillation, il se forme une huile dite *empyreumatique* très corrosive, de l'acide pyro-ligneux qui est le produit infaillible de la combustion de toutes les substances végétales; enfin de l'ammoniaque.

La plupart des personnes qui ont parlé des effets du tabac à fumer sur l'économie, ont attribué la propriété irritante de cette substance à l'huile empyreumatique qu'elle fournit, et qui est tellement âcre et a une propriété délétère tellement active, qu'il suffit de la mettre en contact avec la peau pour y produire une sorte de cautérisation, et qui, concentrée et appliquée, dans la quantité de quelques gouttes seulement, sur la langue ou dans le rectum, suffit pour donner la mort à un chat ou à tout autre animal de pareille grosseur. Ces personnes ont été trompées par l'envie de trouver une arme propre à combattre les partisans du tabac. Avec un peu de réflexion, elles auraient remarqué que cette huile si délétère n'arrive pas jusqu'à la bouche du fumeur, pas plus que, dans la distillation de l'alcool, ce principe ne se perd avec la fumée qui s'échappe de la cornue. Dans la pipe, cette huile s'arrête sur les parois du tube ou tuyau; dans le cigarre, elle se trouve de suite absorbée par l'air libre qui environne de toutes parts les parties sur lesquelles elle se forme, de telle sorte qu'il n'y en parvient qu'une très petite quantité avec la fumée. Ce qui irrite la bouche, c'est ce principe âcre, volatil, incolore, propre au tabac, dont la présence a été constatée par les analyses de M. Vauquelin (1).

(1) Ce savant chimiste a trouvé, dans le suc de tabac à larges feuilles frais, 1° une matière rouge encore inconnue; 2° le prin-

Le premier effet de l'introduction de fumée de tabac dans la bouche est un sentiment d'âcreté, un picotement très vif de toute la surface buccale ; il en résulte bientôt une excitation des glandes chargées de fournir la salive, et une sécrétion considérable de ce liquide. Si l'opération est continuée quelque temps, il survient aussitôt des nausées ou envies de vomir, un mal de gorge, un violent mal de tête, et une véritable ivresse ; mais l'habitude rend bientôt nuls ces divers inconvéniens, et les transforme en agrément. Il est cependant quelques effets locaux contre lesquels cette habitude ne fait rien, et qui sont toujours d'autant plus prononcés, qu'elle se renouvelle plus souvent. Le plus funeste de ces effets, c'est l'altéra-

---

cipe âcre dont nous venons de parler ; 3° de la résine verte, de l'albumine, de l'acide acétique, des sels de potasse, d'ammoniaque, de chaux, du fer et de la silice. Celui du commerce contient nécessairement du carbonate d'ammoniaque et du muriate de chaux provenant des lessives dont on l'arrose pour lui donner du mordant.

tion lente et progressive du système dentaire. Cette fumée agit en effet défavorablement sur les dents de deux manières : d'abord par sa propriété essentiellement irritante, ensuite par le renouvellement continuel de la température de la bouche. Les dents, que la fumée du tabac maintient dans une atmosphère chaude, passent, aussitôt qu'on cesse de fumer, dans un milieu froid représenté par l'air extérieur; et l'irritation qui résulte de la répétition fréquente de cette cause entraîne nécessairement une carie.

Un autre effet de l'habitude de fumer, non moins inévitable, c'est la formation d'une grande quantité de tartre. Les dentistes qui ont écrit sur les maladies de la bouche ont expliqué différemment la formation de cette substance calcaire qui se forme sur le collet des dents, altère leur blancheur et leur éclat, mais encore compromet leur solidité en décolant la gencive qui les fixe dans la gaine osseuse qu'on nomme alvéole, et qui, en ramollissant leur tissu, les prédispose à être plus aisément accessibles à l'action de toutes les causes morbifiques. Les uns, et c'est le plus grand nombre, n'ont voulu voir dans le tartre que le résultat d'une précipitation chimique des sels contenus dans la salive; d'autres, au contraire, ont cru que cette substance concrète était l'effet d'une sécrétion morbide de la membrane muqueuse qui tapisse la bouche et recouvre conséquemment les gencives. Ces deux causes, comme on le voit, se rencontrent chez les fumeurs au plus haut degré : car si d'un côté la salive est fournie chez eux en très-grande quantité, d'un autre côté aussi la membrane muqueuse buccale est dans un état constant d'irritation, qui est précisément le principe de toute sécrétion extraordinaire.

Cette influence nuisible de la fumée de tabac sur les dents, et que n'atteste que trop l'observation journalière, semble au premier abord former un contraste marqué avec la vertu qu'on suppose à cette fumée de suspendre tout-à-coup les douleurs de dents les plus fortes. Ce qui guérit un mal, se dit-on, ne peut sans doute occasioner ce mal. Mais quand on réfléchit à la manière dont elle agit, on explique très bien sa vertu curatrice, qui consiste tout simplement, soit à disséminer sur toute la membrane muqueuse buccale l'inflammation dont la dent douloureuse est le siége, soit à épuiser l'irritabilité de cette partie en la portant tout-à-coup à son *summum* d'intensité. L'altération des dents par la fumée de tabac n'en est donc pas moins un fait démontré par le raisonnement et confirmé par l'expérience.

## § III.

L'action de fumer, avons-nous dit dans le paragraphe précédent, consiste à faire parvenir dans la bouche, par un mouvement d'aspiration, la fumée que produit une combustion lente du tabac. Mais différens procédés sont employés à cet effet : tantôt la fumée qui se dégage du tabac arrive au moyen d'un tube qui part d'un réceptacle ou fourneau dans lequel est contenu le tabac, tantôt la combustion se fait à l'air libre et sa fumée est aspirée par un chalumeau de paille qui plonge dans le tabac; d'autres fois enfin, une traînée de tabac est déposée sur un léger morceau de papier ou autre enveloppe légère, roulée sur elle-même ; le feu est mis à une de ses extrémités, et la fumée sort par l'autre extrémité qui est placée dans la bouche.

A cette description, tout le monde reconnaît la pipe, le cigarre ordinaire dit cigarre à paille, enfin le cigarre espagnol dit cigarette. Examinons les avantages réciproques, ou, pour parler plus justement, les inconvéniens comparatifs de ces trois manières de fumer.

Si les étymologistes attachaient

d'autant plus d'importance à la recherche de l'origine des noms des objets, que ces objets sont d'un usage plus habituel, nous aurions sans nul doute les données les plus exactes sur la dénomination de pipe donnée à l'appareil fumigatoire du tabac. Quelques personnes ont prétendu que le mot de pipe provenait du mouvement de succion et du bruit que font les lèvres pour attirer la fumée du fond de la pipe; d'autres ont voulu le faire dériver de l'anglo-saxon, et n'ont rien négligé pour soutenir cette opinion. Mais il paraît hors de doute qu'il vient de *pipa* ou *pipas*, expression familière aux chrétiens du Bas-Empire, et qui signifiait un tube de métal au moyen duquel ils pompaient le vin dans le calice : *pipa ad sugendum sanguinem de calice* (1).

---

(1) Il est fait mention de cet instrument dans le testament du comte de Saint-Éverard, gendre de Louis-le-Débonnaire, lequel à sa mort légua un *pipa* d'or à sa paroisse.

L'usage de la pipe en Europe est dû aux Portugais, qui l'avaient trouvé établi dans les Indes occidentales, régions natales du tabac; mais tous les peuples ne s'y conformèrent pas avec le même empressement; quelques uns même ne s'en servent jamais aujourd'hui. Les Allemands sont ceux qui en font le plus grand usage; il n'est personne chez eux qui n'en fasse l'objet d'un certain luxe, dont ne sont pas même affranchis les hommes qui se livrent à l'étude austère des sciences philosophiques. En France, on se sert indistinctement, pour fumer, de la pipe et du cigarre; mais il faut avouer que la pipe est plus en honneur parmi les personnes qui font de cette habitude un délice, et surtout par ceux qui y cherchent un passe-temps; car *charger* sa pipe, la *curer,* est une occupation comme une autre.

Différentes substances ont été mises à contribution pour la composition des pipes. Lorsque l'habitude de fumer fut connue en France, on ne vit d'abord que de ces longs chalumeaux, terminés par un petit réchaud d'argent, que Nicot avait fait venir de Lisbonne. Mais les classes peu fortunées, pour se conformer à la mode, ne tardèrent pas à fabriquer des pipes d'une matière moins recherchée que l'argent.

Ne considérant ici les pipes que sous le rapport de leur composition, nous dirons qu'elles sont en général d'autant meilleures qu'elles sont composées d'une matière plus douce, ou mieux, plus perspirable. Car, aussitôt que ces pipes s'échauffent, elles absorbent l'huile empyreumatique qui se forme au moment de la combustion, et dont la plus grande partie se dépose au fond du fourneau : la fumée s'en trouvant alors moins imprégnée, n'exerce pas sur la bouche une action aussi irritante, et par suite altère moins les organes essentiels que cette cavité renferme.

Les pipes en terre blanche, dite terre

de pipe, sont assez douces les premiers jours qu'on s'en sert; mais, à mesure qu'elles absorbent cette huile, elles perdent de plus en plus la faculté d'en recevoir, et elles arrivent à ce point de saturation qui ne leur permet plus d'en admettre. Les fumeurs consommés les trouvent alors meilleures; mais elles n'ont vraiment alors d'autre mérite que celui de ne plus attirer la mordicacité de la fumée de tabac, c'est-à-dire de laisser à cette fumée toutes ses propriétés nuisibles.

Pour augmenter la *douceur* de ces pipes de terre, on ajoute une matière colorante à la substance dont on les forme. Ces pipes, ordinairement rouges, étant neuves, conviennent parfaitement aux fumeurs peu aguerris, et à ceux qui chercheraient dans cette habitude plutôt un passe-temps qu'une cause de violente stimulation de la bouche.

Les personnes qui contesteraient que la supériorité des pipes fût en raison directe de la porosité de leur fourneau, seraient certainement très embarrassées pour expliquer la raison qui porte la plupart des fumeurs à rechercher les pipes en terre d'Égypte, ordinairement nommée *écume de mer*. Quand ces pipes s'échauffent, elles deviennent pour ainsi dire malléables. Étant très épaisses, elles absorbent facilement le principe délétère du tabac, et elles s'en saturent beaucoup moins vite que les autres, parce qu'une fois que ce principe a gagné les couches extérieures, il se trouve absorbé par l'air, ce qui en facilite une nouvelle accumulation dans l'épaisseur du fourneau de la pipe.

D'après toutes ces considérations, qui, pour avoir échappé à l'attention des fumeurs même des plus réfléchis, n'en sont pas moins justes, il résulte nécessairement que les pipes de métal sont les plus nuisibles de toutes. Car non seulement elles ne jouissent pas de la faculté d'atténuer le mordant de la fumée du tabac, mais elles l'aggravent encore en fournissant des oxides de cuivre, de fer, suivant leur composition.

Tout ce que nous venons de dire sur les avantages des pipes de terre n'a rapport qu'au fourneau de cet appareil fumigatoire, mais il n'en est pas de même du tuyau destiné à transmettre la fumée dans la bouche; ce tuyau devrait toujours être formé d'une substance très *douce*. Les tuyaux ou bouts de buis, de corne, d'ivoire, de corail, de verre, d'agate, et même d'or et d'argent dont on garnit les pipes de prix, usent non seulement les dents sur lesquelles elles appuient, mais elles irritent par le frottement continuel la lèvre inférieure, surtout quand les pipes sont pesantes; elles prédisposent ainsi cette partie à un état d'induration dont une ulcération cancéreuse est souvent le triste résultat. Les Hollandais garnissent ordinairement le bout de leurs pipes d'un tuyau de plume à écrire, ce qui est bien plus doux pour les lèvres et pour les dents, et infiniment plus propre pour les fumeurs qui ont soin de renouveler cet ajustoir si simple. Les bouts d'ambre sont également très avantageux; leur emploi commence à être apprécié en France, et bientôt il sera général.

La nature des substances dont sont composées les pipes n'est pas la seule chose qui mérite l'attention des fumeurs qui, à la conservation de l'habitude de fumer, voudraient joindre l'avantage de conserver le plus long-temps possible leurs dents intactes. La forme particulière de ces instrumens est encore à considérer : celles qui sont généralement employées ont toutes le double inconvénient, 1° de manquer de récipient au bas du fourneau pour recevoir l'huile, ou, si l'on veut, la matière oleo-résineuse qui se forme au fond de la pipe, et celle qui, séparée en chemin de la fumée, revient sur elle-même; 2° d'avoir des tuyaux trop courts. Il est facile, en effet, de concevoir que plus le tuyau sera long, et plus la fumée aura le temps de se dépouiller de cette matière dont nous venons de parler, d'autant plus abondante que les tabacs sont d'une qualité plus inférieure. Les Orientaux, qui passent la moitié de leur vie à fumer, se servent non seulement de tuyaux d'une extrême longueur, mais ils ont encore très souvent l'excellente précaution de faire passer ces tuyaux dans des vases pleins d'eau : il arrive de là qu'au moment où la fumée parvient à la partie du tuyau qui plonge dans l'eau, elle se refroidit et abandonne le principe âcre dont elle se trouve, en très grande partie, dépouillée quand elle arrive à la bouche.

On pourrait croire que l'aspiration de la fumée, dans les pipes orientales, doit exiger plus d'efforts que dans les nôtres, et, par cette raison, que leur emploi pourrait fatiguer des poitrines délicates.

Mais d'abord l'expérience atteste le contraire; ensuite, il est aisé de concevoir qu'une fois que la fumée est parvenue jusqu'à la bouche, il suffit, pour entretenir sa marche, de la plus légère aspiration.

Il y a quelques années qu'il nous était parvenu d'Alsace une mode qui consistait à porter à l'extrémité du tuyau de la pipe une boule d'ambre, quelquefois même d'ivoire, percée comme lui, et qu'on appliquait aux lèvres, pour sucer, en quelque sorte, la fumée. Cette méthode avait assurément l'avantage de n'exercer aucun frottement, ni sur les dents ni sur les lèvres; elle aurait certainement dû être plus généralement adoptée et conservée.

Ces diverses considérations suffisent, il me semble, pour faire apprécier à sa juste valeur l'habitude qu'ont quelques fumeurs de se servir d'une espèce de reste de pipe dont le tuyau, ayant été cassé par accident ou à dessein, est si court, que le fourneau touche aux lèvres qu'il brûle le plus souvent, et que la cendre entre dans la bouche avec la fumée. Cette manière de fumer est sans contredit la plus dangereuse et la plus ignoble. C'est parmi les fumeurs qui l'ont adoptée, que l'on rencontre le plus ordinairement le cancer de la lèvre inférieure. Ensuite, le fourneau de ces pipes étant très rapproché de la figure, y détermine ou y entretient des points d'irritation qui dégénèrent très facilement en dartres, et résistent aux traitemens les plus méthodiques.

2° La meilleure manière de fumer, c'est-à-dire la plus simple, la plus douce et la plus commode, c'est de fumer le cigarre. Cette manière prévaut peu à peu sur toutes les autres, surtout parmi les gens aisés, car l'ouvrier conserve toujours sa pipe, qui lui donne un peu plus d'embarras, mais qui lui dépense moins d'argent, et dont il peut se servir partout, sans risque, si elle a son couvercle, de mettre le feu nulle part; avantage que n'a pas le cigarre. Mais celui-ci n'altère ni les lèvres ni les dents, à cause de son tuyau, qui est ordinairement un chalumeau de paille de riz; ensuite il ne donne pas une odeur aussi pénétrante que la pipe, parce qu'il est composé de feuilles de tabac choisies, et qu'il donne peu de fuliginosités; enfin, la fumée qui en provient n'irrite pas autant la bouche, et n'excite jamais autant à cracher.

Je dis que le cigarre n'altère ni les lèvres ni les dents, parce que son tuyau est ordinairement un chalumeau de paille; il faut pourtant remarquer que les cigarres à pailles sont plus rarement employés aujourd'hui, mais aussi ce qu'on perd en fumant les cigarres immédiatement dans la bouche, je veux dire les cigarres sans paille, on le gagne par la qualité supérieure du tabac qu'on emploie pour leur fabrication : on vend, en effet, maintenant dans les bureaux de la régie, sous le nom de cigarres de la Havane, des cigarres sans paille qui, quoique fabriqués en France, sont supérieurs en qualité à ceux qu'on se procure à grands frais de la Havane. Une opinion contraire serait un préjugé et ne trouverait des partisans que parmi les personnes qui jugent les choses plutôt par leurs noms que par leurs qualités. Car non seulement la régie les fait soigner d'une manière particulière, mais encore elle ne se sert pour leur fabrication que de tabac de choix, et les enveloppe dans une robe très douce; les jaunes sont toujours les meilleurs.

Quant à la manière de fumer le tabac renfermé dans une feuille légère de papier où de maïs, elle est exclusivement employée en Espagne, et ne diffère du cigarre ordinaire que parce que le tabac est introduit dans la bouche, et que son enveloppe ne tardant pas être détruite, on mâche toujours un peu de tabac, ce qui certainement peut n'être pas agréable. Cet inconvénient, il est vrai, est compensé par la faculté qu'a le fumeur de faire le cigarre à sa volonté, et de ne le composer que de la quantité de tabac qui lui convient.

## CHAPITRE II.

### Précautions hygiéniques nécessitées par l'habitude de fumer.

### § Ier

Donner la préférence au cigarre sur la pipe, et, quand on a adopté cette dernière, choisir celles qui sont composées de la terre la plus poreuse, dont le tuyau a le plus de longueur et dont le bout est d'une substance peu résistante sous la dent, sont bien certainement des conditions très importantes pour affaiblir l'action fâcheuse que la fumée du tabac exerce sur la bouche, et particulièrement sur les dents; mais si ces précautions diminuent le mal, elles sont loin de l'annuler entièrement. Ce dernier avantage ne peut être obtenu que par un ensemble particulier de soins dont l'infraction ou l'oubli n'est propre qu'à compromettre la solidité et l'état d'intégrité de ces agens de la mastication. Si ces soins étaient de nature à porter une atteinte quelconque au plaisir de fumer, persuadé que mes efforts seraient inutiles, je m'abstiendrais de tout conseil à cet égard; mais comme il est possible de rendre ce plaisir compatible avec l'agrément d'une belle denture, et peut-être aussi avec l'avantage d'être exempt de ces douleurs affreuses qu'entraîne si souvent l'altération des dents, j'aurais quelque reproche à me faire si je ne développais les moyens par lesquels je pense qu'il est possible de parvenir à un semblable résultat.

La première de toutes les précautions que doit prendre un fumeur qui tient à la conservation de ses dents, et, partant à la conservation de sa santé, est sans contredit de choisir le tabac de la meilleure qualité. Malheureusement le gouvernement, en s'appropriant le monopole du tabac, ne laisse guère aux consommateurs les moyens de choisir; cependant comme cet écrit s'adresse particulièrement aux personnes que leur fortune met à même de ne rien négliger de ce qui pourrait leur procurer de l'habitude de fumer tous les agrémens et non les désavantages, je pense que quelques détails sur le choix du tabac trouvent naturellement leur place ici.

Les meilleurs tabacs pour fumer sont ceux du Levant et du Maryland, parce que ces tabacs, ceux du Levant surtout, n'ont subi aucune fermentation, aucune préparation destinée à augmenter leur force. En général, les plus jaunes, les plus légers, les moins piquans, sont ceux qui doivent être recherchés avec le plus de soin. Il faudrait donc que les fumeurs pussent se procurer cette substance en feuilles, et la couper eux-mêmes, parce qu'elle ne réunirait point à ses qualités, naturellement peu favorables à la santé, celles d'autres substances étrangères. Mais comme il ne peut en être ainsi, même pour un grand nombre de personnes aisées, il est donc utile que tous les fumeurs prennent en considération les propositions suivantes :

1° Le tabac à fumer ne doit avoir aucune odeur fétide ni piquante. Dans le premier cas, la préparation qu'il a subie ne lui a pas enlevé son principe muqueux, dont la décomposition occasione l'odeur fétide, et dont le dégagement, au moment de la combustion, est très nuisible ; dans le second cas, on y a ajouté quelques drogues qui, par leur huile éthérée, portent sur les organes une irritation qui peut avoir des suites fâcheuses. Dans quelques cas on emploie à cet effet la cascarille, dont une odeur musquée décèle assez aisément la présence.

2° Le tabac ne doit pas donner de signes de détonnation lorsqu'on le brûle, autrement il contiendrait du nitre qu'on lui associe pour qu'il prenne plus aisément feu; c'est ce que les marchands font assez souvent quand ils veulent faire en sorte que leurs tabacs brûlent facilement, quoiqu'ils aient cherché, en les mouillant, à augmenter leur pesanteur. Le nitre irrite fort désagréablement la langue, et sa vapeur enflammée affecte vivement les poumons.

3° Lorsqu'on traite le tabac dans l'eau chaude, la liqueur filtrée sur la poussière de charbon ne doit pas laisser, après l'évaporation, de cristaux de nitre. Enfin, si on fait bouillir du tabac dans du fort vinaigre, et qu'on filtre la dissolution après l'avoir clarifiée par la poussière de charbon, la liqueur ne doit donner aucune trace de métal, particulièrement de cuivre ou de plomb; ce dernier, qui est très dangereux, se trouve dans beaucoup de tabacs; il est le résultat naturel de l'habitude très pernicieuse dans laquelle on est d'empaqueter le tabac dans des boîtes de plomb. On a en vue de le tenir plus frais; mais des vases de terre, et notamment de grès, fourniraient le même avantage sans avoir aucun inconvénient.

Les fumeurs d'habitude, c'est-à-dire ceux qui achètent le tabac en livre, feront bien, pour éviter ces inconvéniens, de dépaqueter leur tabac, pour le serrer de suite dans des vases de grès, après lui avoir fait subir l'une ou l'autre des préparations dans le détail desquelles nous allons entrer dans le paragraphe suivant.

4° Le tabac de la régie, quoique préparé par le gouvernement, est loin d'offrir toute sécurité aux consommateurs. Une grande économie préside à sa préparation; aussi serait-il à désirer qu'on le traitât de la manière suivante: On le mettrait tremper dans l'eau de douze à vingt heures; au bout de ce temps, on le retirerait, on l'exprimerait parfaitement, et on le ferait sécher promptement en le remuant souvent. Si on veut lui donner une odeur agréable, quand il est sec on l'arrose, jusqu'à ce qu'il soit bien mouillé, avec une eau qui tient en dissolution quelques gouttes d'essence de roses, de jasmin, de tubéreuses, de macis, etc. Lorsqu'il est sec, on le mouille de nouveau pour le faire sécher une seconde fois. Lorsqu'on ne veut pas lui donner d'odeur, ce qui ne convient pas aux personnes qui ont depuis long-temps contracté l'habitude de fumer, aussitôt qu'il est sec la première fois, on l'enveloppe d'un linge mouillé avec de la bierre, ce qui lui donne une saveur agréable, ou simplement avec de l'eau pour le tenir frais.

Après le choix du tabac, la propreté de la pipe est une des précautions qu'il importe de ne pas négliger. Je ne puis m'empêcher de manifester ici l'étonnement que j'éprouve chaque fois que j'entre dans un de ces établissemens qui sont le rendez-vous des fumeurs, et qu'on désigne sous le nom d'Estaminets, et que je vois des fumeurs, souvent même ceux d'un rang assez distingué, s'emparer indistinctement de la première pipe venue; instrument banal, qui doit au moins déterminer un de ces boutons qui naissent si souvent aux lèvres quand on en approche un vase dans lequel un autre a bu, et qui doit faire courir encore de plus grands risques. En voici des exemples trop frappans pour que je résiste au désir de les citer; ils sont rapportés dans le *Dictionnaire des Sciences médicales*, par M. le baron Percy, médecin en chef des armées.

« Un petit garçon de dix ans, fils de l'économe d'un hôpital militaire, curieux de fumer, rencontra une pipe qui avait appartenu à un soldat qu'on venait de traiter pour des ulcères vénériens. Bientôt il en eut lui-même à la bouche et au fond de la gorge. On fut quelque temps à douter du caractère de ces accidens ; mais l'aveu de la pipe fit découvrir leur véritable nature ; on se hâta d'administrer les remèdes anti-siphilitiques, et cependant l'enfant perdit les os du nez, du palais, et resta sourd de l'oreille droite.

« Autre fait plus fâcheux : On venait d'évacuer un hôpital ; c'était sur la rive droite du Rhin. Les gens du pays ayant trouvé, dans les balayures, quelques pipes, les portèrent sans précaution à leur bouche, et y fumèrent des restes de tabac qu'ils avaient également trouvés en nettoyant le local. Plusieurs de ces imprudens eurent immédiatement des symptômes vénériens qui sévirent particulièrement dans la bouche et le nez. Le docteur Picard, ayant été, deux ans après, employé comme chirurgien-major à l'hôpital rétabli dans le même lieu, nous fit encore voir quelques uns de ces infortunés, qu'une contagion si singulière avait horriblement défigurés, et qui avaient été affectés au nombre de vingt-huit. »

Sans doute les pipes dont le tuyau est en terre sont moins propres à transmettre une affection contagieuse que celles dont le bout est de bois ou de corne, qui, sans cesse écrasé sous les dents, s'imbibe si facilement d'une salive impure ; mais les fumeurs qui fréquentent les estaminets auraient tort de se reposer sur la qualité de ces tuyaux de terre de pipe, puisque ce sont précisément des pipes de cette composition qui ont produit les accidens qui ont fait le sujet des deux observations précédentes.

## § II.

Si ce n'est que par des soins continuels qu'on peut espérer jouir de l'inappréciable avantage d'avoir des dents blanches, et surtout à l'abri de la douleur, combien les fumeurs ne doivent-ils pas redoubler de précautions à cet égard, eux qui, aux causes générales de détérioration auxquelles tout le monde est soumis, joignent encore une raison qui, seule, nécessiterait la plus grande attention. Aujourd'hui surtout que l'élégance dans les classes distinguées consiste moins dans le luxe des vêtemens, ou l'étalage fastueux des bijoux, que dans l'expression générale d'une extrême propreté, on voit avec peine et étonnement des hommes qui occupent dans le monde un rang élevé, se manquer assez à eux-mêmes et aux autres pour pousser l'indifférence jusqu'à se présenter dans le monde la bouche infectée de la fumée de tabac, et les dents recouvertes du limon noirâtre que cette fumée y dépose.

Qu'un soldat au bivouac ou dans sa caserne porte autour de lui l'odeur de la fumée de tabac, dont sa bouche, aussi bien que ses vêtemens, est imprégnée, la chose se conçoit; là, chacun fume, personne n'est dégoûté et ne songe à se plaindre; mais un homme du haut ou du moyen parage doit savoir qu'en supposant qu'il soit assez indifférent sur sa santé pour vivre dans une négligence absolue, il doit aux autres de ne pas les dégoûter par l'aspect d'une bouche garnie de dents encroutées de tartre, et par l'odeur désagréable qu'entraîne toujours l'habitude de fumer. Certes nos dames ne se plaisent nullement, en France, à l'odeur de la pipe, comme les femmes de certain pays assez rapproché de nous, où la bouffée de fumée que leur darde un fumeur est un signe flatteur de prédilection et souvent même une délicieuse galanterie.

Il est même des hommes qui portent cet oubli d'eux-mêmes et de ce qu'ils doivent à la société, jusqu'à en tirer une sorte de vanité. Un homme qui occupe un rang distingué parmi les littérateurs de notre époque, et qui passe une partie de sa vie à fumer, recevait un jour en ma présence, d'un médecin, quelques reproches sur la malpropreté de sa bouche, qu'on lui conseillait de confier quelques minutes à un dentiste. Croyant sans doute combattre d'une manière péremptoire la justesse de ce conseil, il saisit la tête d'un chien qui se trouvait à ses côtés ; et, montrant les dents de cet animal à son interlocuteur : « Voyez, lui dit-il, ce chien ; il se passe de dentiste, et cependant il a de très belles dents. » — « Cela est vrai, lui répliqua le témoin, mais ce chien ne fume pas ; remplissez-lui quelques jours seulement la bouche de la fumée de ce tabac qui fait vos délices, et il aura bientôt les dents aussi malpropres que les vôtres. »

Si l'homme qui est renfermé dans le cercle de la vie domestique se croit le droit de forcer sa femme et ses enfans à supporter son haleine fatigante, l'homme qui exerce quelques fonctions publiques ne l'a pas, ce droit ; le médecin, l'avocat, le négociant, doivent craindre d'exciter désagréablement, par une odeur pénétrante, l'odorat des personnes qui les honorent de leur confiance.

Ce sont là des vérités qu'on ne saurait trop répéter aux fumeurs, car leur haleine est soumise à deux causes de fétidité : d'abord l'odeur du tabac, lorsqu'ils viennent de quitter leur pipe, et qui se conserve toujours quelques heures après s'être animalisée par la chaleur de la bouche ; ensuite cette odeur désagréable qui provient, soit de la carie de quelques dents, et à laquelle ils sont d'autant plus particulièrement exposés que, quelque soin qu'ils aient de leurs dents, elles sont toujours en général plus ou moins altérées ; soit de l'état habituel d'excitation dans lequel se trouvent chez eux les gencives et la membrane muqueuse buccale.

Les personnes qui ont l'habitude de fumer doivent donc ne quitter leur pipe que pour se rincer la bouche avec une eau tiède ; et, après plusieurs gargarismes simples, prendre une brosse très fine et très douce, et la promener légèrement sur les gencives et sur les dents, afin de recueillir toutes les matières que les premiers gargarismes auraient détachées.

Une habitude très funeste aux fumeurs, c'est de boire, en fumant, une grande quantité de liquide froid : la bouche et les dents particulièrement, comme nous l'avons dit ailleurs, trouvant, dans ces différens liquides, un motif de soustraction brusque du calorique que leur avait communiqué la fumée du tabac, tombent dans un état de susceptibilité que la plus légère cause fait dégénérer en une inflammation dont la carie des dents sera la suite trop souvent inévitable. Comme la déperdition de la salive, et l'irritation ou le desséchement de la bouche à laquelle sont soumis les fumeurs, même les plus habitués, sont les motifs qui excitent chez eux la soif, il serait assurément bizarre de leur conseiller de fumer à sec, pour me conformer à l'expression usitée; aussi je me contente ici de signaler le mal, afin de ne pas en laisser ignorer la cause, et d'avertir les fumeurs que ce mal serait diminué de moitié, s'ils avaient la sage précaution de ne boire que des boissons s'approchant, le plus possible, de la température de l'air, et de mettre une minute d'intervalle, même plus s'il est possible, entre l'instant où ils retireront leur pipe de leur bouche, et celui où ils en approcheront leur verre.

Si personne ne saurait, sans danger pour la conservation de ses dents, se soustraire aux soins journaliers de propreté dont j'ai donné le détail exact et fait ressortir l'importance dans mon traité de l'*Hygiène de la bouche*, il est bien évident que les fumeurs doivent mettre encore plus d'exactitude que tous autres à l'accomplissement de ces soins. Ainsi tous les matins, une eau claire et à une température moyenne, enlèvera les mucosités qui, pendant la nuit, s'amassent sur les dents qui doivent en être entièrement dépouillées avant l'introduction de la brosse. Comme l'habitude de fumer a surtout des charmes après le repas, moment où la nature semble inviter au repos, il est important que les fumeurs ne prennent leur pipe qu'après s'être soigneusement rincé la bouche, et avoir dégagé les dents, au moyen d'un curedent flexible, des particules alimentaires qui pourraient séjourner entre elles. Cette précaution, dont le conseil semble être futile et léger, est loin d'être sans importance; car il est aisé de concevoir que si on fume immédiatement après avoir mangé, la fumée de tabac augmentera encore la force d'adhésion par laquelle ces particules seront accolées sur les dents, et les dirigera sur les anfractuosités que ces dernières pourraient offrir, et desquelles il sera plus difficile de les détacher.

Un dernier conseil complétera ce que j'ai cru utile de dire aux fumeurs touchant la propreté de leur bouche, c'est de la faire visiter souvent, afin que, si quelques-unes de leurs dents s'altéraient en quelque point, il fût possible de s'opposer aux progrès du mal, progrès d'autant plus rapides qu'indépendamment des causes d'irritation générales auxquelles leurs dents sont soumises, la fumée de tabac devient encore une cause qui, si elle agit lentement sur une dent garnie de son émail, aura une action très active quand elle en sera dépourvue.

Enfin, lorsqu'un fumeur aura perdu une ou plusieurs dents, et que l'envie, bien louable assurément, de réparer cette perte par une pièce artificielle, le forcera à réclamer les secours de notre art, le choix de la substance dont se composera cette pièce ne devra pas lui être indifférent. Les dents en pâte minérale sont presque toujours les seules qui lui conviendraient, car elles ne sont pas, comme les dents naturelles ou autres, susceptibles d'éprouver ce mouvement de décomposition dont la fumée de tabac et la grande quantité de tartre qui se forme autour des dents des fumeurs, ne sont propres qu'à favoriser le développement.

# EXPOSÉ

DE DIVERSES EXPÉRIENCES ET OBSERVATIONS PROPRES A CONSTATER L'EFFICACITÉ DU CHLORURE DE CHAUX DANS LA DÉSINFECTION DE LA BOUCHE, QUELLE QUE SOIT LA CAUSE DE SA FÉTIDITÉ.

## I°.

L'EFFICACITÉ du chlorure de chaux pour la désinfection des matières animales et végétales en putréfaction, et pour la destruction subite et immédiate de l'odeur qu'elles répandent, n'est un doute aujourd'hui pour personne. Les corps savans ont regardé la découverte des propriétés de cet agent chimique, comme une des conquêtes les plus remarquables et les plus importantes qu'aient faites les sciences de notre époque; et les arts ont bientôt réalisé les brillantes espérances qu'on était en droit de concevoir de son application aux besoins de la société. Mais, de cette propriété incontestable du chlorure de chaux, peut-on conclure qu'il peut détruire la fétidité de l'haleine? C'est une question pour laquelle l'analogie permettait d'entrevoir une réponse affirmative, mais sur laquelle aussi des expériences positives et dégagées de cet esprit d'enthousiasme ou de spéculation, qui préside à tant de recherches, pouvaient seules permettre de se prononcer avec confiance. Ces expériences, je les ai faites; elles m'ont donné le résultat le plus satisfaisant, et je crois rendre un service à toutes les personnes qui auraient une haleine fétide ou seulement *pénétrante,* en exposant celles de ces expériences qui ont tout le caractère d'authenticité propre à entraîner à la conviction.

Je les ai répétées en présence de plusieurs médecins distingués, qui ont applaudi à l'idée seule de mes recherches, et qui ont donné leur approbation au résultat heureux auquel elles m'ont conduit.

Voici celle sur laquelle j'ai basé mes premiers essais.

Monsieur de *** avait les quatre premières grosses molaires entièrement affectées d'une carie humide, et qui exhalaient une odeur animalisée insupportable. Je l'engageai vainement à se débarrasser de ces dents; la crainte de la douleur l'emporta sur tous mes raisonnemens et sur mes sollicitations. Cependant, bien convaincu de la fétidité de son haleine, et ne se faisant point illusion sur la gêne que répand autour d'elle la personne qui se trouve dans sa position, et que sa fortune force à fréquenter le monde, M. de *** ne cessait de me prier de lui indiquer le moyen, non de masquer, mais de neutraliser pour quelques heures l'odeur qui provenait de la carie de ses dents. Je songeai dès lors à faire quelques essais sur le chlorure de chaux.

Ce premier essai, quoiqu'il ne m'eût point satisfait entièrement, me flatta néanmoins; car le point essentiel, pour moi, était d'être bien convaincu de l'action du chlorure de chaux sur la fétidité de l'haleine. Je songeai, dès lors, à le faire entrer dans une préparation qui ne diminuât en rien son efficacité, mais plus commode pour le nombre infini de personnes qui pourraient en avoir besoin; en un mot, de le rendre portatif, afin que chacun pût s'en servir à tout instant. Je jetai mes vues sur des pastilles, comme remplissant ces diverses conditions. Dans cette intention, je fis plusieurs essais de pastilles qui furent d'abord loin de répondre à mon attente, parce que tantôt je mettais trop de chlorure, et alors il agissait désagréablement sur la bouche; tantôt la quantité en était trop faible, et alors il ne produisait aucun effet. D'autres fois, en ne combinant pas assez mes bases, le chlorure attirait trop promptement l'humidité, mes pastilles devenaient molles, et le chlorure, combiné avec l'air atmosphérique qu'il attirait, formait de l'acide muriatique, ce qui détruisait mes essais. Mais, après bien des combinaisons, je parvins au résultat désiré, et je remis à M. de *** une boîte de ces nouvelles pastilles, qui ont constamment répondu à son attente, c'est-à-dire qui ont constamment détruit, pour plusieurs heures, la fétidité de son haleine.

Mais ne perdant jamais de vue que l'action des substances médicamenteuses est souvent relative aux individus, et que ce qui agit sur une personne peut ne pas agir sur une autre, je fis prendre de ces pastilles à un très grand nombre de personnes qui avaient l'haleine fétide, et qui étaient redevables de ce désagrément à la présence de dents cariées, et elles n'ont échoué dans aucun cas.

2°

La carie des dents est bien sans contredit la cause la plus fréquente de la fétidité de l'haleine; mais cette cause, pour être la plus commune, n'est assurément pas la seule. L'haleine peut être viciée par plusieurs maladies des poumons, de la gorge, des gencives, de l'estomac. Il est peu de femmes même qui, à certaines époques, soient totalement exemptes de cet inconvénient. Le chlorure de chaux, ou du moins la combinaison de cet agent chimique avec d'autres substances, peut-il détruire la fétidité de l'haleine dans ces diverses circonstances? On est d'abord tenté de répondre par la négative; car, dans le cas d'inflammation de la gorge, de l'estomac, du poumon, l'air expiré ne s'est trouvé en contact avec aucune matière en putréfaction, comme lorsqu'il traverse une bouche garnie de dents cariées. L'expérience prouve néanmoins que le chlorure n'est pas moins efficace dans ce cas que dans celui pour lequel j'avais déjà constaté d'une manière irrévocable ses propriétés. Appelé à nettoyer la bouche d'une jeune dame affectée d'une inflammation chronique de la poitrine, je fus frappé de l'odeur désagréable de son haleine, dont il m'était impossible d'attribuer la fétidité à aucune carie des dents, puisqu'elle avait ces organes dans un état de parfaite intégrité. Je lui fis alors prendre quelques unes des pastilles que j'avais employées avec tant de succès dans les cas de carie, et l'odeur nauséabonde qu'exhalait sa bouche disparut tellement, que, tout le temps que dura le nettoiement de ses dents, je n'en fus nullement incommodé.

Jaloux de cette nouvelle découverte, je priai plusieurs médecins de me conduire auprès de quelques malades atteints de l'une des différentes maladies précédemment désignées, et dont l'haleine était sensiblement viciée. J'ai constamment réussi, au moyen de ces pastilles, à détruire l'odeur qui s'exhalait de leur bouche. Quant aux dames auxquelles j'en ai conseillé l'usage dans certaines époques où leur haleine est rarement pure, elles n'ont jamais été trompées dans leur attente.

3°.

Si une erreur dans les sciences exactes conduit fréquemment à une autre erreur, une découverte mène aussi très souvent à une autre découverte. Convaincu, par les observations et les expériences précédentes, que le chlorure de chaux avait, outre la propriété de détruire la fétidité de l'haleine provenant de la carie des dents, celle d'enlever cette odeur nauséabonde qu'exhale la bouche de certaines personnes dont les dents ne sont point altérées, je songeai à rechercher si les pastilles qui contenaient ce produit chimique pourraient détruire l'odeur forte et pénétrante que porte l'haleine des fumeurs, et même des personnes qui ont mangé de l'ail, ou autre substance d'une odeur *piquante*. Je réunis à cet effet plusieurs personnes de mes amis, parmi lesquels se trouvaient deux médecins. Je les priai de fumer chacun un cigarre, et de broyer ensuite entre leurs dents trois ou quatre de mes pastilles. Mon plaisir fut égal à leur étonnement quand tous furent convaincus de cette nouvelle vertu du chlorure de chaux, que la connaissance de ses propriétés chimiques permettait à peine de soupçonner. Profitant de cette circonstance pour les expérimenter contre l'odeur de l'ail, elles ont également réussi. J'ai, depuis cette première épreuve, qui aurait pu suffire pour moi, fait de nouveaux essais sur des personnes qui passent une partie de leur journée la pipe ou le cigarre à la bouche, et jamais je ne les ai trouvées en défaut. Je dois cependant observer que, contre l'haleine des fumeurs, elles agissent d'autant plus efficacement, qu'on en fait usage quelques instans après avoir cessé de fumer. On conçoit, en effet, que le chlorure aura une action bien plus forte sur l'haleine des fumeurs, quand cette haleine aura reçu, par la chaleur de la bouche, un commencement de fétidité, en un mot, quand elle se sera plus animalisée, que quand elle ne contiendra que les élémens de la combustion du tabac, c'est-à-dire une vapeur végétale.

Tel est le résumé exact des expériences que j'ai faites pour constater l'efficacité du chlorure de chaux pour la désinfection de l'haleine. Mon intention était d'abord de ne pas donner de la publicité à ces recherches, et de me contenter de borner au cercle de ma pratique l'emploi des pastilles que j'avais fait confectionner. Mais, voyant avec quel intérêt les personnes qui ont le déplorable inconvénient d'avoir l'haleine fétide recherchent les préparations que l'avide charlatanisme leur offre pour masquer ce défaut, j'ai cru que je leur rendrais un service en leur indiquant un moyen sur l'efficacité duquel il ne peut s'élever aucun doute, quand il est disposé d'une manière convenable, et combiné dans de justes proportions aux substances qui doivent assurer son action, et surtout quand l'expérience en a démontré l'efficacité.

Sans doute, ces hommes qui spéculent sur les besoins de la société, et qui, pleins de confiance dans la crédulité publique, proposent des remèdes pour tous les maux, et des correctifs pour toutes les infirmités, ne manqueront pas de faire l'objet d'importantes spéculations du chlorure de chaux, dont je crois avoir, le premier, mis hors de doute l'action désinfectante pour l'haleine. Mais les difficultés que j'ai eues à vaincre pour arriver au résultat désiré, me font pressentir que les préparations de chlorure de chaux qu'on livrera dans le commerce, comme cosmétique propre à détruire la fétidité de l'haleine, se ressentiront long-temps de la précipitation avec laquelle on aura cherché à exploiter la circonstance : la lecture des journaux quotidiens m'a démontré clairement que mon pressentiment était fondé. Aussi, cédant aux conseils de plusieurs honorables confrères et aux sollicitations d'un grand nombre de mes cliens, qui regardent comme un bienfait l'application de cet agent chimique à la désinfection de l'haleine, j'aurai chez moi un dépôt de mes pastilles, de mes poudres et élixirs désinfectans qu'on ne trouvera que chez moi, n'ayant établi à Paris aucun dépôt.

Je ne pense pas qu'il soit utile de faire remarquer ici que toute crainte relative à l'action du chlorure de chaux sur les voies digestives serait chimérique ; car il n'entre dans ces pastilles, que je donne non comme médicament, mais comme un simple cosmétique, qu'un trente-cinquième environ de grain de cette substance dans chaque pastille. Or, les expériences les plus positives ont prouvé qu'il en faut au moins trois ou quatre grains pour exercer une action marquée à l'intérieur. Depuis long-temps les préparations de chlorure de chaux sont employées avec succès contre plusieurs affections de la bouche. C'est ainsi que M. le docteur Angelot, médecin de l'hôpital de Briançon, vient tout récemment de constater son efficacité dans les aphtes chroniques, qui ont leur siége sur la membrane muqueuse buccale, et que M. le docteur Lisfranc l'emploie avantageusement dans les ulcères chroniques. Enfin, M. le docteur

Fournier-Deschamps, à la suite de l'extraction d'une dent, qui avait été suivie de la déchirure d'une portion de la gencive qui la recouvre, a employé sur lui-même, et sans le moindre inconvénient, des gargarismes préparés avec une dissolution de plusieurs grains de chlorure de chaux pour détruire l'odeur désagréable que déterminait une escarre formée dans le voisinage de la dent arrachée.

Ainsi, quelque quantité qu'on prenne de ces pastilles dans une journée, on doit être dans une sécurité entière; une très légère partie d'ailleurs de chlorure parvient jusque sur les voies digestives, et les estomacs les plus irritables ne s'en trouveraient jamais affectés. Dans l'intervalle qui s'est écoulé depuis la publication de la première édition de cet ouvrage jusqu'à ce jour, je me suis appliqué à faire de nouvelles recherches et de nouvelles expériences sur les propriétés du chlorure de chaux, et je suis parvenu à combiner cette substance d'une manière satisfaisante avec un élixir dentifrice, de telle façon que, non seulement mes élixirs ont la qualité tonique désirable pour leur emploi, mais encore la propriété désinfectante pour la bouche, avantage qu'on n'avait encore pu réunir jusqu'à ce jour.

Cette légère addition de chlorure dans mon élixir est d'autant plus avantageuse, que c'est surtout le matin que la bouche exhale une odeur fétide et animalisée par la chaleur de la nuit, et que son emploi fait entièrement disparaître, tout en fortifiant les gencives, raffermissant les dents chancelantes, et est surtout d'un secours très efficace pour faire disparaître les aphtes, de quelque nature qu'elles soient.

# FRAGMENS

## D'HYGIÈNE DE LA BOUCHE.

Quelques réflexions sur la conservation des dents chez les adultes. — Soins à prendre pour les maintenir dans une propreté convenable. — Vraie manière d'en prévenir la carie. — Charlatanisme que tant de gens emploient à cet égard.

La naissance et la formation des dents sont l'ouvrage de la seule nature ; mais leur essentielle conservation dépend toujours des secours de l'art. Or, quels sont ces secours ? Les soins quotidiens. De quel genre et de quelle nature sont ces soins ? Ces soins sont ordinairement très-simples ; ils nous sont fournis par l'hygiène, et sont soumis à quelques préceptes que nous allons faire connaître.

C'est surtout aux personnes livrées à elles-mêmes que j'adresserai mes conseils, dictés par mon expérience et par mon désir de conserver les dents.

Chaque jour, dans le monde, on entend dire :

Voilà un homme aimable, une belle femme et qui seraient jolis s'ils avaient d'autres dents. Il en est bien peu qui ne pourraient, par quelques soins journaliers et les secours de l'art du dentiste, éviter cette observation qui est de tout pays et de tout temps, et faite souvent par ceux mêmes qui sont privés de l'avantage d'en posséder de belles ; ce qui prouve, avec évidence, combien est désagréable la première impression que produit la vue du mauvais état de cette partie de la figure.

La bouche est généralement le miroir de la bonne ou de la mauvaise santé, de la propreté ou de la négligence. Un dentiste, bon observateur, juge, à son inspection, si la personne jouit d'une bonne santé, si elle est saine, et si elle a eu une enfance maladive. Sur le chapitre de la propreté ou de la négligence, tout œil un peu scrutateur juge sévèrement.

J'adresse quelquefois des reproches à quelques unes des personnes qui m'honorent de leur confiance, sur le peu de soin qu'elles prennent habituellement de leur bouche : les unes me disent qu'elles ne la soignent jamais dans la crainte d'altérer les dents ; d'autres, qu'elles se servent simplement d'eau pour les rincer, parce que, disent-elles, il faut respecter l'émail, susceptible d'être altéré par les dentifrices ordinaires, ou par les instrumens du dentiste. Erreur funeste, qui nous donne beaucoup plus d'occupation que dans le cas contraire.

Je vais répondre à ces erreurs, et tâcher de les détruire.

En général, les dents de première dentition n'ont besoin d'aucun soin de propreté, à moins qu'elles ne soient affectées de carie; alors, dans ce cas seulement, on doit recommander aux enfans de les frotter souvent pour prévenir les progrès de cette affection.

A l'âge de dix à douze ans, on doit faire prendre aux enfans l'habitude de se frotter les dents deux à trois fois par semaine, avec une brosse très-douce, imbibée d'eau pure. Par ce moyen, on maintiendra les dents et la bouche dans un état de propreté et de fraîcheur agréable, qui préviendront la carie et les douleurs vives qui en sont le résultat (excepté cependant les cas où des affections graves générales viendraient à compromettre ces organes).

Mais, vers l'âge de dix-huit à vingt ans, les élixirs et poudres dentifrices, préparés convenablement, deviennent indispensables pour l'entretien de la bouche et la conservation des dents, parce qu'à cet âge, l'eau simple n'est pas assez absorbante, et ne suffirait pas pour les soins que peuvent exiger ces organes qui, à cette époque de la vie, se chargent de tartre qui s'accumule plus ou moins promptement, selon les divers tempéramens. Ainsi, les liqueurs dentifrices agiront comme *toniques* sur les gencives, surtout lorsqu'elles seront attaquées de gonflement, d'atonie, ou d'un commencement d'affection scorbutique peu développé, et leur rendront cette fermeté et cette belle couleur rosée qui fait si bien ressortir la blancheur des dents. Les dentifrices en poudres, ou dentifrices terreux, agiront *mécaniquement en frottant*, et serviront à enlever, chaque matin, ce limon visqueux et jaunâtre qui se forme principalement pendant la nuit sur les dents, et qui, abandonné à lui-même, devient concret, et forme, avec le temps, ce dépôt de matière calcaire qu'on appelle *tartre*, corps stimulant qui enflamme les gencives, déchausse les dents, et devient, par sa présence, une des causes les plus communes de la carie et de la perte de ces organes.

Ainsi donc, il ne sera pas indifférent de faire remarquer que ces deux dentifrices agiront différemment selon leur propriété : l'élixir, par sa qualité *tonique*, agira sur les gencives, et la poudre sur les dents d'une manière *mécanique*. De telle sorte qu'il est nécessaire, pour entretenir la bouche dans un état parfait de santé et de propreté, de faire usage, chaque jour, de l'un comme de l'autre de ces dentifrices.

Par ces soins journaliers, avec nos dentifrices, les personnes qui en feront usage s'assureront une denture exempte de carie, en éloignant les causes d'engorgement, de suppuration des gencives et du périoste alvéolaire, en même temps qu'elles entretiendront le poli et la blancheur de leurs dents, et feront disparaître la mauvaise odeur de la bouche.

Qu'on ne croie pas, comme l'annoncent une foule de charlatans, que ces eaux dentifrices guérissent les violens maux de dents; elles ne font qu'éloigner les causes qui peuvent déterminer leur état morbide; cette propriété est déjà d'un avantage assez grand, sans chercher encore à leur donner une qualité qu'elles n'ont pas.

Le soin qu'on doit prendre de ses dents ne consiste pas seulement à les nettoyer chaque jour; mais on ne doit le faire que d'après l'avis des gens instruits, avec une poudre et un élixir dentifrices convenablement préparés, et qui ne contiennent dans leur préparation aucune substance chimique susceptible d'altérer ces organes au lieu de les conserver; car un soin mal ordonné est souvent plus dangereux qu'une entière négligence; car il est des circonstances où il ne faut faire usage ni de l'un ni de l'autre de ces dentifrices.

J'entends souvent des personnes me dire qu'elles

ne se servent point de poudre parce que, dit-on, elle enlève l'émail des dents, et qu'elles craignent la main du dentiste armée d'instrumens pour nettoyer ces organes, parce que ces instrumens sont les ennemis de leur conservation, et qu'à la suite de cette opération on éprouve dans cette partie de la bouche un sentiment pénible, ce qui prouve leur incontestable altération. — Si quelques dentistes maladroits ou ignorans, munis d'instrumens dangereux, ont fait éprouver sur les dents, en les nettoyant, ces sensations désagréables, doit-on, parce que l'ignorance ou un mauvais choix dans le dentiste ont causé un pareil accident, s'abandonner à la marche de la nature, qui n'est ici rien moins que conservatrice?

Les préjugés anciens sont bien difficiles à déraciner!

Il y a des personnes même qui assurent qu'il est impossible de nettoyer les dents avec les instrumens ou avec la poudre sans les ébranler, enlever l'émail, et par conséquent hâter leur chute.

J'en appelle ici aux personnes sans prévention auxquelles j'ai nettoyé les dents, et qui font un usage journalier de ma *poudre dentifrice* et de mon *Élixir Stomaphile*. Une seule peut-elle se plaindre d'avoir eu les dents ébranlées, désémaillées, ou même agacées? Tout au contraire; je puis dire que depuis la publication de mon premier ouvrage (l'*Hygiène de la Bouche)*, j'ai introduit dans beaucoup de familles distinguées et de pensionnats le goût de la parure, c'est-à-dire de la propreté de la bouche.

Une honte déplacée fait dire à beaucoup de personnes : Ma bouche est en trop mauvais état pour oser la montrer à un dentiste. Mais à quoi donc servirait l'art, s'il ne devait voir la nature que parée de ses ornemens? Dans l'état le plus désespéré le malade compte encore sur la science de son médecin : ne peut-on également compter sur la dextérité et l'habileté de son dentiste.

Je partage en trois classes les différens moyens de se préserver de la carie, et d'entretenir sa bouche dans un état parfait de santé et de propreté : 1° on suivra un régime sain, accompagné de l'exercice du corps ; 2° dans les soins de propreté et dans l'inspection rigoureuse et souvent réitérée de ses dents, à l'aide d'un petit miroir à bouche; 3° à éviter sur cette partie la présence des acides, le trop grand froid, l'usage des remèdes violens, et les efforts inconsidérés.

1° Une bonne constitution, affermie par une vie réglée et par un exercice suffisant, contribue beaucoup à donner une santé générale, parfaite, et, partant, à une bonne denture; alors la nature, au-dessus de l'art, n'a besoin que d'être bien dirigée pour leur conservation et leur propreté.

2° Ainsi donc, une propreté bien ordonnée, l'inspection la plus rigoureuse de ses dents, l'emploi judicieux de poudre et d'élixir bien préparés et de la brosse, les préserveront de la carie et de tous les maux dont ces organes sont si souvent atteints ; et cela est tellement vrai, que toutes les personnes qui soignent ainsi religieusement leurs dents n'ont ordinairement recours à notre ministère que pour les soins de propreté, et que nous ne sommes que très rarement appelés à exercer sur elles quelques unes de nos opérations douloureuses. On ne peut se le dissimuler, l'emploi de la brosse est tellement favorable à la conservation des dents, qu'on lit, dans le *Voyage de l'Afrique occidentale*, que les femmes de *Panjetta* prennent de leurs dents un soin tout particulier; aussi les ont-elles blanches comme des perles. Elles ne connaissent point l'emploi de la brosse; elles y suppléent en les frottant continuellement avec une poudre très fine de plantes desséchées et pulvérisées, et de petites branches de tamarin qui remplacent à merveille nos brosses à dents. Si mes avis sont scrupuleusement suivis, et que l'expérience en fasse reconnaître l'utilité, alors mon travail me deviendra agréable.

Voici donc le régime que l'expérience m'a démontré être le meilleur pour la vraie conservation des dents.

D'abord, en se levant, il faut racler sa langue, ensuite se rincer la bouche avec de l'eau tiède en hiver, dans laquelle on versera quelques gouttes de mon *Élixir Stomaphile*, puis, avec une brosse (qui devra être toujours d'une force relative à la plus ou moins grande sensibilité des gencives), qu'on aura trempée dans une poudre dentifrice, on se frottera les dents et les gencives dans le sens de leur longueur et de leur largeur : seul moyen de parvenir à bien nettoyer les premières et à raffermir les secondes : c'est là le moyen de les garantir de toute carie et d'affections scorbutiques locales.

Après avoir ainsi frotté ses dents et ses gencives, on se rincera la bouche à plusieurs reprises. On devra toujours tenir sa brosse bien propre, de manière qu'après avoir été lavée, elle ne puisse donner aucune teinte à l'eau claire ; il ne faut pas qu'elle soit trop usée.

Chaque fois qu'on a cessé de manger, je regarde comme bien important l'usage des cure-dents : ceux de plumes doivent être préférés à l'exclusion de tous autres.

Je fais en ce moment confectionner sous mes yeux de petits porte-cure-dents d'une extrême commodité, et qui paraissent devoir être adoptés généralement par toutes les personnes qui se piquent de soins et de propreté. Ces porte-cure-dents consistent en un petit tube d'argent ou d'or, dans lequel est renfermé un cure-dent de plume qui se tire à coulisse par les deux extrémités, ce qui donne au cure-dent plus de force pour s'en servir, et ce qui évite l'inconvénient de percer les poches des gilets, et qui d'ailleurs est un petit meuble fort commode et tenant peu de place.

L'usage habituel des cure-dent maintient la bouche fraîche en enlevant les particules d'alimens qui se sont introduites dans l'interstice des dents, et dont le séjour prolongé détermine par leur décomposition une haleine fétide, et, par suite, la carie des dents.

Je loue fort l'usage où l'on est, dans quelques pays, d'offrir, après le repas, de l'eau tiède aux convives pour se rincer la bouche.

J'entends par faire l'inspection rigoureuse de ses dents, se mettre devant une glace au moins une fois la semaine, et, à l'aide d'un petit miroir à bouche, regarder toutes ses dents les unes après les autres, passer le cure-dents dans leur interstice et les frapper doucement avec un corps dur pour juger si l'on n'éprouve pas quelque impression désagréable qui proviendrait d'une carie naissante.

J'ai dit ailleurs, dans un autre ouvrage, combien, dans ce cas, l'usage de la lime était avantageux pour soustraire les deux dents au contact de la carie.

Je le répète, l'inspection de la bouche, une fois par semaine, est indispensable. J'éprouve un sentiment pénible quand je vois dans le monde des personnes porter la négligence jusqu'à ignorer si elles ont des dents gâtées, parce qu'elles n'ont jamais examiné leur bouche. Quant alors les douleurs surviennent, on fait pour les pallier tout ce que les conseils des bonnes femmes et des gens officieux peuvent proposer. Si la crise se passe d'elle-même pendant l'usage de leurs remèdes, on crie au merveilleux ; si le plus souvent elle continue et même augmente malgré l'emploi de ces remèdes violens et dangereux plutôt que curatifs, alors on a recours à un dentiste ; on lui dit : Je crois avoir une dent gâtée. Il examine avec attention, et voit souvent, avec douleur, plusieurs dents attaquées de carie, et pour lesquelles il n'existe plus d'autre remède que l'extraction. Autant il me répugne d'enlever une dent qu'on peut conserver et rendre encore utile, autant j'engage à cette opération, afin d'éviter la contagion du contact d'une dent gâtée sur l'autre, les personnes qui n'ont plus d'autre moyen de faire cesser les violentes douleurs dont elles sont tourmentées.

Les maladies des dents semblent être le principal domaine des empiriques ; et ces gens à opérations merveilleuses, ces charlatans exploitent la crédulité publique de toutes les manières : les uns salissent les papiers publics d'annonces mensongères, où ils vantent eux-mêmes leur *baume*, spécifique universel contre tous les maux de dents, comme si toutes les maladies des dents avaient la même cause, et comme si le même remède pouvait guérir toutes les différentes maladies dont les dents sont attaquées. Les autres font afficher et placarder, sur les murs de la capitale, une *tête de femme*, enveloppée d'un mouchoir, comme enseigne d'un odontalgique panacée universelle.

Ces charlatans, que l'intérêt et l'amour-propre aveuglent, poussent l'effronterie jusqu'à an[illegible]cer que ces baumes ont reçu et reçoivent journellement l'approbation et la recommandation des médecins et des chirurgiens-dentistes les plus instruits et les plus en renom de la capitale; comme si les médecins et les chirurgiens-dentistes pouvaient se respecter assez peu pour prêter leur appui et leur recommandation à de tels interprètes de la science. Il n'y a pas une personne sensée qui ait pu le croire : mais il y a tant d'ignorans et d'incrédules, qu'il n'est pas étonnant qu'ils fassent chaque jour tant de dupes (1). La crédu-

(1) Mais heureusement, depuis quelque temps, une ordonnance de police remet en vigueur les réglemens touchant les remèdes

lité est telle sur leur compte, que beaucoup de personnes les croient inspirés et munis de secrets que la nature n'a dévoilés qu'à eux : la confiance qu'on leur porte fait toute leur science, et donne seule de la valeur à leurs remèdes sympathiques.

Les personnes qui me vantent leurs moyens curatifs me disent qu'un instant après le travail elles ont été soulagées. Je suis plus heureux, car je fais souvent cesser la douleur de dents en me présentant. Je n'ai besoin que d'être annoncé pour opérer ce miracle produit par la peur; de même que tout le monde sait que très souvent toute douleur de dents cesse à la porte même du dentiste.

Tous ces charlatans vantent et distribuent leurs drogues solides ou liquides, qui doivent, disent-ils, dans l'instant de leur application, apaiser la douleur, et dont l'effet salutaire, quand il en résulte un tel, est toujours celui de leur imagination; si ces baumes, ces gouttes, ces liqueurs, n'avaient rien de pernicieux pour les dents voisines de celle qui est malade, ainsi que pour les gen-

---

secrets ; espérons donc qu'enfin nous allons voir disparaître, des murs de la capitale et des boutiques de quelques pharmaciens spéculateurs de la crédulité publique, ces annonces fallacieuses de spécifiques et préservatifs du mal de dents qui nuisent à ces organes, bien loin d'en assurer la conservation.

cives et toute la membrane muqueuse de la bouche, je laisserais la crédulité être la dupe du charlatanisme; mais quand, consulté par un malade, je vois souvent une bouche tout ulcérée, les dents voisines de la dent cariée toutes calcinées et condamnées à une chute prochaine, ne dois-je pas, par devoir, m'élever contre cet usage inconsidéré de livrer sa bouche aux conseils et aux remèdes de gens inspirés par le seul désir de gagner de l'argent, ou d'amis qui veulent faire les officieux en fournissant des remèdes immanquables.

Si, par ces considérations, je puis engager à être plus réservé dans le choix de celui à qui l'on accorde sa confiance, et dans l'emploi des poudres et élixirs pour l'entretien de la bouche, ou des palliatifs pour calmer les douleurs de dents, je me flatterai d'avoir été utile.



FIN.

# TABLE DES MATIERES.



## CHAPITRE PREMIER.

### *Du tabac considéré sous le rapport de sa nature et de ses effets.*

§ Ier.



§ II.



§ III.

## CHAPITRE DEUXIÈME.

### *Précautions hygiéniques nécessitées par l'habitude de fumer.*

§ Ier.



§ II.



FIN DE LA TABLE.

TYPOGRAPHIE DE J. PINARD, IMPRIMEUR DU ROI,
RUE D'ANJOU-DAUPHINE, N° 8.

www.ingramcontent.com/pod-product-compliance
Ingram Content Group UK Ltd.
Pitfield, Milton Keynes, MK11 3LW, UK
UKHW020929180726
13838UKWH00002B/838